Makro-Diät-Kochbuch

FÜR

ANFÄNGER

Entdecken Sie die Kunst der Ernährung
auf Makronährstoffbasis für optimale
Gesundheit, Gewichtskontrolle und
kulinarischen Genuss

von

Dr. Tracey Brannon

Inhaltsverzeichnis

Einführung

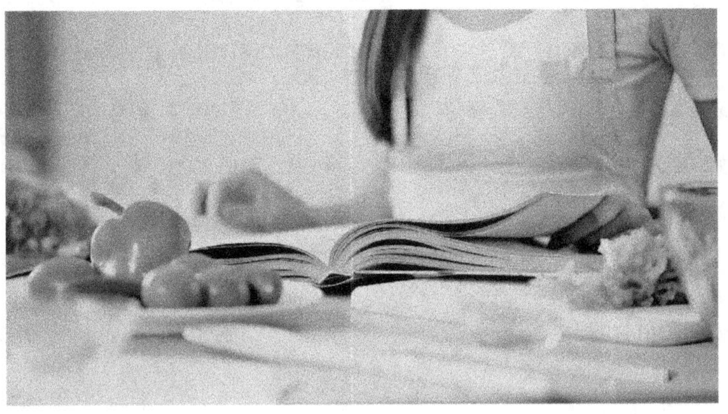

Mit der Unterstützung eines Makro-Diät-Kochbuchs für Anfänger machte sich Emily auf den Weg zu einem gesunden Leben inmitten einer geschäftigen Stadt, in der es an jeder Ecke zu Fast-Food-Verlockungen kam. Als sie die Seiten umblätterte, öffneten sich ihr die Augen für ein Universum abgerundeten Essens. Sie lernte die Grundlagen der Makronährstoffe kennen und fand im Kochbuch einen Leitfaden für die Zubereitung gesunder, schmackhafter Mahlzeiten.

Jetzt, da sie mehr wusste, wurde Emily klar, wie wichtig es war, bei der Ernährung genau zu sein. Sie überarbeitete ihre Kochroutine Kapitel für Kapitel und fand heraus, wie sie die richtige Menge an Proteinen, Kohlenhydraten und Fetten zu sich nimmt, um ihren Tag mit Energie zu versorgen. Die Lebensmittel im Kochbuch waren nicht einfach eine Zusammenstellung von Rezepten; Sie waren ein Weg zu einem volleren, erfüllteren Leben. Sie begann ihren Tag mit einem proteinreichen Frühstück und ging mit ausgewogenen Mittagessen weiter.

Der kreative Prozess der Zubereitung befriedigte Emily, als sie die vielen Alternativen zum Abendessen erkundete. Im Ergebnis waren Snacks nützliche Mittel, um schlechte Triebe zu reduzieren, und die zufriedenstellenden Schlussfolgerungen zeigten, dass Snacks nicht mit Scham behaftet sein müssen. Emily hat nicht nur ihre Gesundheitsziele erreicht, sondern auch die große Freude gefunden, ihren Körper mit Hilfe des Makro-Diät-Kochbuchs mit Geschmack und Präzision zu versorgen. Das Kochbuch wurde zu ihrem Kompass und führte sie mit einer köstlichen Mahlzeit nach der anderen auf den Weg des Wohlbefindens.

Makrodiät

Makrodiät, kurz für Makronährstoffdiät, ist ein Ernährungsansatz, der sich auf den Verzehr bestimmter Anteile von Makronährstoffen – Proteinen, Kohlenhydraten und Fetten – konzentriert, um Gesundheits- und Fitnessziele zu erreichen. Im Gegensatz zu typischen Diäten, die sich oft nur auf die Kalorienüberwachung konzentrieren, befasst sich die Makrodiät tiefer mit der Qualität und Verteilung dieser wichtigen Nährstoffe.

Im Grunde geht es bei der Makrodiät darum, den Bedarf des Körpers an verschiedenen Makronährstoffen zu kennen und die Ernährung entsprechend anzupassen. Proteine, die Bausteine der Muskeln, spielen eine entscheidende Funktion bei der Erholung und dem Wachstum. Kohlenhydrate liefern Energie und unterstützen körperliche Aktivitäten und die Gehirnfunktion. Fette tragen, was häufig missverstanden wird, zur Hormonproduktion und zur allgemeinen Zellfunktion bei. Die Kunst besteht darin, eine auf die individuellen Bedürfnisse abgestimmte Balance zu finden und dabei Kriterien wie Alter, Aktivitätsgrad und Gesundheitsziele zu berücksichtigen.

Der Beginn einer Makrodiät-Reise erfordert einen Wandel von der Wahrnehmung von Lebensmitteln nur als Kalorienquelle hin zu der Erkenntnis, dass sie wichtige Nährstoffe liefern. Dieser Paradigmenwechsel ist befreiend, da der Einzelne die Kontrolle über seine Nahrungsaufnahme erlangt und so die Tür für nachhaltige Anpassungen seines Lebensstils ebnet.

Makronährstoffe verstehen

Im komplizierten Gefüge der Ernährung bilden Makronährstoffe das Rückgrat und spielen eine Schlüsselrolle bei der Erhaltung des Lebens, der Unterstützung von Körperfunktionen und der Auswirkung auf die allgemeine Gesundheit. Proteine, Kohlenhydrate und Fette sind das Trio, aus dem diese Makronährstoffe bestehen, und jeder trägt auf einzigartige Weise zum Wohlbefinden des Körpers bei.

Proteine, Manchmal werden sie als Bausteine des Körpers angepriesen und sind wichtig für Wachstum, Heilung und Erhaltung. Proteine bestehen aus Aminosäuren und dienen als strukturelle Grundlage für Muskeln, Gewebe, Enzyme und Hormone. Von magerem Fleisch und Hülsenfrüchten bis hin zu Milchprodukten und pflanzlichen Quellen sorgt der Verzehr einer Vielzahl proteinreicher Lebensmittel für ein breites Aminosäureprofil, das für eine gute Gesundheit erforderlich ist.

Kohlenhydrate, die wichtigste Energiequelle des Körpers, werden in einfache und komplizierte Typen eingeteilt. Einfache Kohlenhydrate, die in Obst und raffiniertem Zucker enthalten sind, sorgen für schnelle Energieschübe, während komplexe Kohlenhydrate, die in Vollkornprodukten und Gemüse vorkommen, kontinuierlich Energie liefern. Das Verständnis des glykämischen Index und der sorgfältige Verzehr von Kohlenhydraten helfen dem Einzelnen dabei, den Blutzuckerspiegel zu kontrollieren und den ganzen Tag über Energie aufrechtzuerhalten.

Fette, oft missverstanden, sind für verschiedene biologische Aktivitäten notwendig. Lipide dienen nicht nur als Energiereserve, sondern unterstützen auch die Nährstoffaufnahme, fördern die Gesundheit des Gehirns und tragen zur Hormonproduktion bei. Die Unterscheidung zwischen gesättigten und ungesättigten Fetten und die Einbeziehung von Quellen wie Avocados, Mandeln und Olivenöl gewährleistet eine ausgewogene Fettaufnahme, die eine umfassende Gesundheit fördert.

Das Erreichen eines idealen Gleichgewichts dieser Makronährstoffe ist entscheidend für das Erreichen individueller Gesundheits- und Fitnessziele. Die Bedeutung jedes Makronährstoffs geht über seinen Kaloriengehalt hinaus; es liegt in der Synergie zwischen ihnen. Bei der Makrodiät geht es darum, den Verzehr von Proteinen, Kohlenhydraten und Fetten an die menschlichen Bedürfnisse anzupassen und dabei Merkmale wie Aktivitätsniveau, Stoffwechsel und Körperzusammensetzung zu berücksichtigen.

Legen Sie Ihre Makroziele fest

Im Bereich der Makrodiäten gibt es sicherlich nicht die eine Lösung, die für alle passt. Das Schöne an dieser Ernährungsstrategie liegt in ihrer Anpassungsfähigkeit, die es dem Einzelnen ermöglicht, seinen Makronährstoffverbrauch an seine spezifischen Ziele, seinen Lebensstil und seine physiologischen Bedürfnisse anzupassen. Das Setzen von Makrozielen wird zu einem Eckpfeiler dieses personalisierten Weges und erfordert eine achtsame Balance, die über bloße Kalorienbedenken hinausgeht.

Individuelle Bedürfnisse verstehen

Makroziele sind kein einmaliges Rezept, sondern ein sich entwickelnder Entwurf. Bei der Entwicklung personalisierter Makroziele müssen Faktoren wie Alter, Geschlecht, Trainingsniveau und allgemeiner Gesundheitszustand berücksichtigt werden. Beispielsweise hat ein sitzender Büroangestellter andere Anforderungen als ein Sportler, der harte

Trainingseinheiten absolviert. Das Erkennen der sich ändernden Natur dieser Anforderungen ebnet den Weg für einen effektiveren und nachhaltigeren Ansatz bei der Festlegung makroökonomischer Ziele.

Kalorienüberlegungen und Makronährstoffverhältnisse

Während Kalorien zählen, geht die Makrodiät über die einfache Arithmetik von Aufnahme und Verbrauch hinaus. Der Schwerpunkt liegt auf der Verteilung der Makronährstoffe im Gesamtkalorienprofil. Protein, das häufig wegen seiner muskelaufbauenden Eigenschaften geschätzt wird, kann für diejenigen, die sich auf Krafttraining konzentrieren, erhöht werden. Die Kohlenhydrataufnahme kann je nach Energiebedarf verändert werden und die Lipide können angepasst werden, um bestimmte Gesundheitsziele zu erreichen.

Balanceakt für Gesundheit und Fitness

Das Festlegen von Makrozielen ist ein komplexer Balanceakt, vergleichbar mit dem Zusammenstellen einer maßgeschneiderten Symphonie aus Nährstoffen. Das Erreichen des richtigen Gleichgewichts gewährleistet Energienachhaltigkeit, Muskelerhaltung und Stoffwechseloptimierung. Es spielt auch eine entscheidende Rolle bei der Gewichtskontrolle, unabhängig davon, ob das Ziel der Fettabbau, der Muskelaufbau oder einfach die Aufrechterhaltung einer gesunden Körperzusammensetzung ist.

Tools und Tracking

Um diese Reise anzutreten, ist der Einsatz von Tools wie Makrorechnern und Tracking-Anwendungen wichtig. Diese Tools helfen dabei, den Bedarf an Makronährstoffen zu messen, die Nahrungsaufnahme zu verfolgen und den Fortschritt zu analysieren. Während Präzision von Vorteil ist, ist Flexibilität auch von entscheidender Bedeutung. Makroziele sollten als Leitprinzipien und nicht als starre Zwänge dienen und

Möglichkeiten für Lebensstilabweichungen und unvorhergesehene Ereignisse bieten.

Bewerten und anpassen

Makroziele sind nicht in Stein gemeißelt. Regelmäßige Fortschrittsbewertungen und Änderungen des Makronährstoffprofils sind entscheidend für den anhaltenden Erfolg. Die Anpassung an Schwankungen des Aktivitätsniveaus, die Reaktion auf Gewichtsveränderungen und die Akzeptanz sich entwickelnder Fitnessziele erfordern eine regelmäßige Bewertung und Neukalibrierung der Makroziele.

Unverzichtbare Küchenutensilien und Zutaten für das Makro-Kochen

Wer sich auf eine Reise in die Makroküche begibt, braucht nicht nur Kenntnisse über Makronährstoffe, sondern auch eine gut ausgestattete Küche, die bereit ist, diese Informationen in kulinarische Genüsse umzusetzen. Berücksichtigen Sie bei der Vorbereitung Ihrer makrobasierten kulinarischen Expedition die entscheidenden Werkzeuge und Zutaten, die Ihre Küche in einen Mittelpunkt ausgewogener, köstlicher und gesundheitsbewusster Mahlzeiten verwandeln.

Küchengeräte

1. Lebensmittelwaage

Eine Lebensmittelwaage wird zu Ihrem zuverlässigen Verbündeten für die genaue Portionsverwaltung, einem Eckpfeiler der Makrodiät. Genaue Messungen der

Komponenten garantieren, dass Sie Ihre Makronährstoffziele präzise erreichen.

2. Messbecher und Löffel

Diese kulinarischen Grundnahrungsmittel sind für die Messung von Lebensmitteln wie Getreide, Flüssigkeiten und Ölen von entscheidender Bedeutung. Konsistenz bei den Maßen ist entscheidend, um die richtigen Makronährstoffverhältnisse in Ihren Mahlzeiten einzuhalten.

3. Mixer oder Küchenmaschine

Diese Mehrzweckwerkzeuge sind wichtig für die Zubereitung von Smoothies, Saucen und Dips. Sie ermöglichen es Ihnen, verschiedene makrofreundliche Produkte zu köstlichen und nahrhaften Kreationen zu kombinieren.

4. Hochwertiges Kochgeschirr

Investieren Sie in hochwertige Töpfe, Pfannen und Backbleche, um ein gleichmäßiges Garen zu gewährleisten und das Anhaften zu minimieren. Antihaftbeschichtete Oberflächen machen unnötige Speiseöle überflüssig und helfen Ihnen, Ihre Fettaufnahme zu kontrollieren.

5. Behälter für die Zubereitung von Mahlzeiten

Portionsmanagement und -planung sind die Grundlage des Makrokochens. Robuste, stapelbare Behälter ermöglichen eine schnelle Essensplanung und machen es einfacher, Ihre Ernährungsziele einzuhalten.

Makrofreundliche Inhaltsstoffe

1. Magere Proteine

Integrieren Sie magere Proteinquellen wie Hähnchenbrust, Truthahn, Fisch, Tofu und Linsen. Diese Alternativen sind reich an Proteinen und fördern den Muskelerhalt und das Muskelwachstum.

2. Vollkornprodukte

Entscheiden Sie sich für komplexe Kohlenhydrate wie braunen Reis, Quinoa, Hafer und Vollkornnudeln. Diese Körner liefern langanhaltende Energie und sorgen dafür, dass Sie den ganzen Tag über satt sind.

3. Gesunde Fette

Schließen Sie Quellen für gesunde Fette ein, darunter Avocados, Nüsse, Samen und Olivenöl. Diese Fette tragen zum allgemeinen Wohlbefinden bei und verleihen Ihren Mahlzeiten mehr Tiefe, ohne die Ernährungsziele zu beeinträchtigen.

4. Buntes Gemüse

Verzehren Sie eine große Auswahl an buntem Gemüse, um eine breite Palette an Vitaminen, Mineralien und Antioxidantien zu erhalten. Diese kalorienarmen, nährstoffreichen Optionen sind für eine ausgewogene, makroorientierte Ernährung von entscheidender Bedeutung.

5. Früchte mit niedrigem glykämischen Index

Entscheiden Sie sich für Früchte mit einem niedrigeren glykämischen Index, wie Beeren, Äpfel und Zitrusfrüchte. Diese Auswahl liefert natürliche Süße, ohne dass es zu einem plötzlichen Anstieg des Blutzuckerspiegels kommt.

6. Kräuter und Gewürze

Verfeinern Sie den Geschmack Ihrer Makromahlzeiten mit einer Auswahl an Kräutern und Gewürzen. Sie verleihen Ihren Rezepten nicht nur eine gewisse Dimension, sondern viele bringen auch ihre ganz eigenen gesundheitlichen Vorteile mit sich.

Denken Sie beim Vorbereiten Ihres Küchenarsenals daran, dass es beim Makrokochen nicht nur darum geht, Ernährungsziele zu erreichen – es ist eine kulinarische Reise, die das Zusammenspiel von Aromen und Nährstoffen umfasst. Ausgestattet mit den richtigen Werkzeugen und Ressourcen wird Ihre Küche zu einer Leinwand für die Zubereitung von Mahlzeiten, die sowohl köstlich sind als auch mit Ihrem Makropfad verknüpft sind.

Vorteile der Makrodiät

Die Makrodiät, auch als flexible Diät bekannt, erfreut sich aufgrund ihres Schwerpunkts auf Ausgewogenheit, individueller Anpassung und nachhaltiger Ernährung großer Beliebtheit. Bei dieser Strategie liegt der Schwerpunkt auf der Aufnahme von Makronährstoffen – Proteinen, Kohlenhydraten und Fetten –, die es dem Einzelnen ermöglichen, seinen Nährstoffbedarf zu decken und gleichzeitig eine Vielzahl von Mahlzeiten zu genießen. Die Vorteile der Makrodiät gehen weit über die Gewichtskontrolle hinaus und umfassen die allgemeine Gesundheit und das Wohlbefinden.

Einer der Hauptvorteile der Makrodiät ist ihre Vielseitigkeit. Im Gegensatz zu restriktiven Diäten, die eine bestimmte Lebensmittelauswahl vorschreiben, bietet die Makrodiät die Freiheit, Mahlzeiten auszuwählen, die den individuellen Vorlieben und Ernährungsbedürfnissen entsprechen. Diese Flexibilität fördert nicht nur die Einhaltung, sondern fördert auch eine gute Beziehung zum Essen und fördert so den langfristigen Erfolg.

Ein wesentlicher Bestandteil der Makrodiät ist ihre Fähigkeit, verschiedene Fitnessziele zu unterstützen. Unabhängig davon, ob jemand Gewicht verlieren, Muskeln aufbauen oder die allgemeine Gesundheit erhalten möchte, ermöglicht der anpassbare Aspekt des Makro-Trackings dem Einzelnen, seine Nahrungsaufnahme entsprechend anzupassen. Für Sportler, Fitnessbegeisterte und Personen, die an bestimmten Trainingsprogrammen teilnehmen, ist die Makrodiät für die Steigerung ihrer Leistung und Erholung unerlässlich.

Der Ausgleich der Makronährstoffe trägt dazu bei, den ganzen Tag über ein gleichbleibendes Energieniveau zu erreichen. Richtig aufgeteilte Proteine, Kohlenhydrate und Fette sorgen für eine gleichmäßige Energiefreisetzung und verhindern so Spitzen und

Abstürze, die häufig nach Diäten mit hohem Einfachzuckergehalt auftreten. Dieser kontinuierliche Energiefluss verbessert die kognitive Funktion, die körperliche Ausdauer und die allgemeine Vitalität.

Darüber hinaus fördert die Makrodiät das Bewusstsein für Portionsgrößen und Nährstoffgehalt. Durch die Messung von Makros erhalten Einzelpersonen einen besseren Überblick über den Nährstoffgehalt verschiedener Lebensmittel und können so fundierte Entscheidungen treffen. Dieses geschärfte Bewusstsein kann zu einer besseren Auswahl von Mahlzeiten führen, wodurch es einfacher wird, den Bedarf an Mikronährstoffen zu decken und die allgemeine Gesundheit zu verbessern.

Die Makrodiät konzentriert sich nicht nur auf das Aussehen; es betont die allgemeine Gesundheit und eine ausgewogene Ernährung. Eine ausreichende Proteinaufnahme unterstützt den Muskelerhalt und die Regeneration, was für Menschen, die sich körperlich betätigen oder Widerstandstraining betreiben, unerlässlich ist. Ausgewogene Kohlenhydrate stellen eine nachhaltige Energiequelle dar, während gesunde Fette eine entscheidende Rolle bei der Hormonproduktion und der Aufnahme fettlöslicher Vitamine spielen.

Dieser Ernährungsansatz ist auf lange Sicht nachhaltig, da er Dinge nicht als völlig tabu einstuft. Stattdessen legt es Wert auf Mäßigung und lehrt den Einzelnen, seine Lieblingsspeisen zu integrieren und gleichzeitig seine Makronährstoffziele einzuhalten. Dieses Element verringert das Gefühl des Mangels, das häufig mit einer traditionellen Diät einhergeht, und fördert eine bessere Sicht auf das Essen.

Darüber hinaus kann die Makrodiät an verschiedene Ernährungspräferenzen angepasst werden, darunter vegetarische, vegane oder glutenfreie Lebensstile. Diese Universalität macht es einem breiten Spektrum von Personen zugänglich, die einen personalisierten und effektiven Ernährungsansatz suchen.

Macro Diet zeichnet sich durch seine Anpassungsfähigkeit, Nachhaltigkeit und seinen positiven Einfluss auf die allgemeine Gesundheit aus. Durch die Betonung der Bedeutung des Makronährstoffgleichgewichts und die Flexibilität bei der Lebensmittelauswahl ermutigt diese Strategie den

Einzelnen, seine Fitness- und Wellnessziele zu erreichen und gleichzeitig eine abwechslungsreiche und köstliche Ernährung zu genießen.

Kapitel 1:
Frühstücksrezepte

Proteinreiches Omelett

Vorbereitungszeit: 10 Minuten

Zutaten:

- 3 Eier
- 1/2 Tasse gewürfelte Paprika
- 1/4 Tasse gewürfelte Zwiebeln
- 1/4 Tasse gewürfelte Tomaten
- 1/4 Tasse geriebener fettarmer Käse

Anweisungen:

- Eier in einer Schüssel verquirlen und in eine heiße, beschichtete Pfanne geben.
- Gemüse und Käse hinzufügen.
- Kochen, bis die Ränder fest sind, dann das Omelett falten.

Nährwert:

- Protein: 25g
- Kohlenhydrate: 8g
- Fette: 12g

Griechischer Joghurt perfekt

Vorbereitungszeit: 5 Minuten

Zutaten:

- 1 Tasse griechischer Joghurt
- 1/2 Tasse gemischte Beeren
- 1/4 Tasse Müsli
- Ein Spritzer Honig

Anweisungen:

- Joghurt, Beeren und Müsli in ein Glas schichten.
- Wiederholen Sie die Schichten.
- Vor dem Servieren mit Honig beträufeln.

Nährwert:

- Protein: 20g
- Kohlenhydrate: 30g
- Fette: 8g

Quinoa-Frühstücksschüssel

Vorbereitungszeit: 15 Minuten

Zutaten:

- 1/2 Tasse gekochte Quinoa
- 1/4 Tasse Mandelmilch
- 1 Esslöffel Chiasamen
- Geschnittene Banane und eine Handvoll Blaubeeren

Anweisungen:

- Quinoa mit Mandelmilch und Chiasamen vermischen.
- Mit Bananenscheiben und Blaubeeren belegen.

Nährwert:

- Protein: 10g
- Kohlenhydrate: 40g
- Fette: 5g

Vollkornpfannkuchen

Vorbereitungszeit: 20 Minuten

Zutaten:

- 1 Tasse Vollkornmehl
- 1 Esslöffel Backpulver
- 1 Tasse Mandelmilch
- 1 Ei

Anweisungen:

- Mehl, Backpulver, Mandelmilch und Ei vermischen.
- Pfannkuchen auf einer heißen Grillplatte backen.

Nährwert:

- Protein: 12g
- Kohlenhydrate: 30g
- Fette: 5g

Avocado-Toast mit pochierten Eiern

Vorbereitungszeit: 15 Minuten

Zutaten:

- 2 Scheiben Vollkornbrot
- 1 reife Avocado
- 2 pochierte Eier
- Salz und Pfeffer nach Geschmack

Anweisungen:

- Avocado zerdrücken und auf geröstetem Brot verteilen.
- Mit pochierten Eiern belegen und würzen.

Nährwert:

- Protein: 15g
- Kohlenhydrate: 20g
- Fette: 18g

Süßkartoffel-Frühstücks-Hash

Vorbereitungszeit: 25 Minuten

Zutaten:

- 1 Süßkartoffel, gewürfelt
- 1/2 Tasse schwarze Bohnen
- 1/4 Tasse gewürfelte Paprika
- 1/4 Tasse gewürfelte Zwiebeln

Anweisungen:

- Süßkartoffeln rösten, dann mit Bohnen und Gemüse anbraten.
- Kochen, bis alles zart ist.

Nährwert:

- Protein: 8g
- Kohlenhydrate: 35g
- Fette: 2g

Spinat-Feta-Ei-Muffins

Vorbereitungszeit: 15 Minuten

Zutaten:

- 4 Eier
- 1 Tasse frischer Spinat, gehackt
- 1/4 Tasse zerbröckelter Feta-Käse

Anweisungen:

- Eier verquirlen, dann mit Spinat und Feta vermischen.
- In Muffinförmchen füllen und backen, bis es fest ist.

Nährwert:

- Protein: 18g
- Kohlenhydrate: 2g
- Fette: 12g

Hüttenkäse und Obstschale

Vorbereitungszeit: 10 Minuten

Zutaten:

- 1 Tasse fettarmer Hüttenkäse
- 1/2 Tasse Ananasstücke
- 1/2 Tasse geschnittene Erdbeeren

Anweisungen:

- Hüttenkäse mit frischem Obst mischen.
- Gekühlt servieren.

Nährwert:

- Protein: 25g
- Kohlenhydrate: 20g
- Fette: 5g

Eiweiß-Gemüse-Rührei

Vorbereitungszeit: 12 Minuten

Zutaten:

- 1 Tasse Eiweiß
- 1/2 Tasse gewürfelte Zucchini
- 1/4 Tasse gewürfelte Tomaten
- 1/4 Tasse gehackter Spinat

Anweisungen:

- Eiweiß in einer Pfanne kochen, Gemüse hinzufügen und verrühren.
- Nach Geschmack würzen.

Nährwert:

- Protein: 20g
- Kohlenhydrate: 5g
- Fette: 2g

Erdnussbutter-Bananen-Smoothie

Vorbereitungszeit: 5 Minuten

Zutaten:

- 1 Banane
- 2 Esslöffel Erdnussbutter
- 1 Tasse Mandelmilch
- Eiswürfel (optional)

Anweisungen:

- Banane, Erdnussbutter und Mandelmilch glatt rühren.
- Bei Bedarf Eiswürfel hinzufügen.

Nährwert:

- Protein: 12g
- Kohlenhydrate: 30g
- Fette: 15g

Diese Frühstücksrezepte decken nicht nur Ihre Makrobedürfnisse ab, sondern versorgen Ihren Morgen auch mit Energie, Geschmack und einem Nährstoff-Kickstart für den kommenden Tag.

Gegrillte Hähnchen-Quinoa-Schüssel

Vorbereitungszeit: 20 Minuten

Zutaten:

- 6 Unzen gegrillte Hähnchenbrust
- 1 Tasse gekochte Quinoa
- 1/2 Tasse geröstetes Gemüse (Zucchini, Paprika)
- 1 Esslöffel Olivenöl

Anweisungen:

- Kombinieren Sie gegrilltes Hähnchen, Quinoa und geröstetes Gemüse.
- Mit Olivenöl beträufeln und vorsichtig umrühren.

Nährwert:

- Protein: 30g

- Kohlenhydrate: 40g
- Fette: 15g

Lachs-Spargel-Pfanne

Vorbereitungszeit: 15 Minuten

Zutaten:

- 8 Unzen Lachsfilet, gewürfelt
- 1 Tasse Spargel, in Scheiben geschnitten
- 1/4 Tasse Sojasauce
- 1 Esslöffel Sesamöl

Anweisungen:

- Lachs und Spargel in Sesamöl anbraten.
- Sojasauce hinzufügen und kochen, bis der Lachs gar ist.

Nährwert:

- Protein: 25g
- Kohlenhydrate: 10g

- Fette: 15g

Quinoa- und schwarzer Bohnensalat

Vorbereitungszeit: 15 Minuten

Zutaten:

- 1 Tasse gekochte Quinoa
- 1/2 Tasse schwarze Bohnen, abgetropft
- 1/4 Tasse Maiskörner
- 1/4 Tasse gewürfelte Tomaten

Anweisungen:

- Quinoa, schwarze Bohnen, Mais und Tomaten mischen.
- Mit Ihrer Lieblingsvinaigrette vermischen.

Nährwert:

- Protein: 15g
- Kohlenhydrate: 35g
- Fette: 5g

Truthahn-Gemüse-Wrap

Vorbereitungszeit: 10 Minuten

Zutaten:

- 4 Unzen Putenscheiben
- Vollkornwickel
- 1/2 Tasse Salat, zerkleinert
- 1/4 Tasse geschnittene Gurken

Anweisungen:

- Truthahn auf den Wrap legen, Salat und Gurken hinzufügen.
- Fest aufrollen und in Hälften schneiden.

Nährwert:

- Protein: 20g
- Kohlenhydrate: 30g
- Fette: 8g

Mediterraner Kichererbsensalat

Vorbereitungszeit: 15 Minuten

Zutaten:

- 1 Dose Kichererbsen, abgetropft
- 1/2 Tasse Kirschtomaten, halbiert
- 1/4 Tasse rote Zwiebel, fein gehackt
- Feta-Käse zerbröckelt

Anweisungen:

- Kichererbsen, Tomaten und rote Zwiebeln vermischen.
- Mit Feta-Käse belegen und vermengen.

Nährwert:

- Protein: 12g
- Kohlenhydrate: 30g
- Fette: 10g

Vegetarische Quiche mit Spinat und Pilzen

Vorbereitungszeit: 30 Minuten

Zutaten:

- 4 Eier
- 1 Tasse Spinat, gehackt
- 1/2 Tasse Champignons, in Scheiben geschnitten
- 1/4 Tasse Feta-Käse

Anweisungen:

- Eier verquirlen, dann mit Spinat, Pilzen und Feta vermischen.
- In eine Kuchenform füllen und backen, bis es fest ist.

Nährwert:

- Protein: 15g
- Kohlenhydrate: 10g
- Fette: 12g

Garnelen-Quinoa-Pfanne

Vorbereitungszeit: 20 Minuten

Zutaten:

- 8 oz Garnelen, geschält und entdarmt
- 1 Tasse gekochte Quinoa
- 1/2 Tasse Brokkoliröschen
- 1/4 Tasse Sojasauce

Anweisungen:

- Garnelen und Brokkoli in Sojasauce anbraten.
- Gekochtes Quinoa dazugeben und verrühren, bis alles gut vermischt ist.

Nährwert:

- Protein: 25g
- Kohlenhydrate: 30g
- Fette: 8g

Caprese-Hühnersalat

Vorbereitungszeit: 15 Minuten

Zutaten:

- 6 Unzen gegrillte Hähnchenbrust
- 1 Tasse Kirschtomaten, halbiert
- Frische Mozzarella-Kugeln
- Frische Basilikumblätter

Anweisungen:

- Hühnchen, Tomaten, Mozzarella und Basilikum vermischen.
- Vor dem Servieren mit Balsamico-Glasur beträufeln.

Nährwert:

- Protein: 30g
- Kohlenhydrate: 10g
- Fette: 15g

Linsen- und Gemüsesuppe

Vorbereitungszeit: 25 Minuten

Zutaten:

- 1 Tasse Linsen, abgespült

- 1/2 Tasse Karotten, gewürfelt

- 1/4 Tasse Sellerie, gehackt

- 1/4 Tasse Zwiebel, fein gehackt

Anweisungen:

- Linsen mit Gemüse kochen, bis sie weich sind.

- Abschmecken und köcheln lassen, bis sich die Aromen vermischen.

Nährwert:

- Protein: 18g

- Kohlenhydrate: 40g

- Fette: 2g

Sesam-Ingwer-Tofu-Pfanne

Vorbereitungszeit: 20 Minuten

Zutaten:

- 1 Tasse Tofu, gewürfelt
- 1 Tasse gemischtes Pfannengemüse
- 2 Esslöffel Sojasauce
- 1 Esslöffel Sesamöl

Anweisungen:

- Tofu und Gemüse in Sesamöl anbraten.
- Sojasauce hinzufügen und rühren, bis alles gut bedeckt ist.

Nährwert:

- Protein: 15g
- Kohlenhydrate: 20g
- Fette: 10g

Kapitel 3:
Abendessenrezepte

Gegrillter Lachs mit Zitronen-Dill-Sauce

Vorbereitungszeit: 15 Minuten

Zutaten:

- 8 Unzen Lachsfilet
- 1 Zitrone (entsaftet)
- 1 Esslöffel frischer Dill, gehackt
- Salz und Pfeffer nach Geschmack

Anweisungen:

- Lachs grillen, Zitronensaft darüberpressen und mit Dill bestreuen.
- Vor dem Servieren mit Salz und Pfeffer würzen.

Nährwert:

- Protein: 30g
- Kohlenhydrate: 1g
- Fette: 15g

Mit Quinoa gefüllte Paprika

Vorbereitungszeit: 30 Minuten

Zutaten:

- 1 Tasse gekochte Quinoa
- 4 Paprika, halbiert
- 1/2 Tasse schwarze Bohnen, abgetropft
- 1/2 Tasse Maiskörner

Anweisungen:

- Quinoa, schwarze Bohnen und Mais mischen.
- Paprika füllen und backen, bis sie weich sind.

Nährwert:

- Protein: 12g
- Kohlenhydrate: 30g
- Fette: 5g

Gebratenes Hähnchen und Brokkoli

Vorbereitungszeit: 20 Minuten

Zutaten:

- 8 Unzen Hähnchenbrust, in Scheiben geschnitten
- 2 Tassen Brokkoliröschen
- 1/4 Tasse Sojasauce
- 1 Esslöffel Sesamöl

Anweisungen:

- Hähnchen und Brokkoli in Sesamöl anbraten.
- Sojasauce hinzufügen und kochen, bis das Huhn fertig ist.

Nährwert:

- Protein: 25g
- Kohlenhydrate: 10g
- Fette: 12g

Auberginen-Kichererbsen-Curry

Vorbereitungszeit: 25 Minuten

Zutaten:

- 1 große Aubergine, gewürfelt
- 1 Dose Kichererbsen, abgetropft
- 1 Tasse Tomaten, gewürfelt
- 2 Esslöffel Currypulver

Anweisungen:

- Auberginen anbraten, Kichererbsen, Tomaten und Currypulver hinzufügen.
- Köcheln lassen, bis die Aubergine weich ist.

Nährwert:

- Protein: 10g
- Kohlenhydrate: 30g
- Fette: 5g

Puten- und Gemüsespieße

Vorbereitungszeit: 20 Minuten

Zutaten:

- 8 Unzen Putenbrust, gewürfelt
- Kirschtomaten
- Zucchinischeiben
- Rote Zwiebelstücke

Anweisungen:

- Truthahn und Gemüse auf Spieße stecken.
- Grillen, bis der Truthahn gar ist.

Nährwert:

- Protein: 25g
- Kohlenhydrate: 10g
- Fette: 8g

Süßkartoffel und schwarze Bohnen-Chili

Vorbereitungszeit: 30 Minuten

Zutaten:

- 2 Süßkartoffeln, gewürfelt
- 1 Dose schwarze Bohnen, abgetropft
- 1 Tasse gewürfelte Tomaten
- 1 Esslöffel Chilipulver

Anweisungen:

- Süßkartoffeln kochen, schwarze Bohnen, Tomaten und Chilipulver hinzufügen.
- Köcheln lassen, bis sich die Aromen vermischen.

Nährwert:

- Protein: 15g
- Kohlenhydrate: 40g
- Fette: 2g

Gegrilltes Hähnchen mit Zitronenkräutern

Vorbereitungszeit: 15 Minuten

Zutaten:

- 6 Unzen Hähnchenbrust
- Schale und Saft von 1 Zitrone
- 1 Esslöffel gemischte Kräuter (Rosmarin, Thymian)
- Salz und Pfeffer nach Geschmack

Anweisungen:

- Hähnchen in Zitrone, Kräutern, Salz und Pfeffer marinieren.
- Grillen, bis alles gar ist.

Nährwert:

- Protein: 30g
- Kohlenhydrate: 1g
- Fette: 12g

Garnelen-Gemüse-Pfanne

Vorbereitungszeit: 20 Minuten

Zutaten:

- 8 oz Garnelen, geschält und entdarmt
- 2 Tassen gemischtes Pfannengemüse
- 1/4 Tasse Sojasauce
- 1 Esslöffel Sesamöl

Anweisungen:

- Garnelen und Gemüse in Sesamöl anbraten.
- Sojasauce hinzufügen und kochen, bis die Garnelen gar sind.

Nährwert:

- Protein: 25g
- Kohlenhydrate: 15g
- Fette: 10g

Mit Pilzen und Spinat gefüllte Hähnchenbrust

Vorbereitungszeit: 30 Minuten

Zutaten:

- 2 Hähnchenbrust
- 1 Tasse Champignons, gehackt
- 1 Tasse frischer Spinat
- 1/4 Tasse Feta-Käse

Anweisungen:

- Champignons und Spinat anbraten, mit Feta in die Hähnchenbrust füllen.
- Backen, bis das Hähnchen gar ist.

Nährwert:

- Protein: 30g
- Kohlenhydrate: 5g
- Fette: 15g

Vegetarische Linsenfleischbällchen

Vorbereitungszeit: 25 Minuten

Zutaten:

- 1 Tasse gekochte Linsen
- 1/2 Tasse Semmelbrösel
- 1/4 Tasse geriebener Parmesankäse
- Marinara-Sauce zum Servieren

Anweisungen:

- Linsen pürieren, mit Semmelbröseln und Käse vermischen.
- Zu Fleischbällchen formen und goldbraun backen.

Nährwert:

- Protein: 15g
- Kohlenhydrate: 25g
- Fette: 5g

Diese nahrhaften Abendessenrezepte sprechen nicht nur unterschiedliche Gaumen an, sondern bieten auch eine gesunde Balance an Makronährstoffen, die Ihr Wohlbefinden unterstützen.

Kapitel 4: Snacks und Beilagen

Griechischer Joghurt und Beerenparfait

Vorbereitungszeit: 5 Minuten

Zutaten:

- 1 Tasse griechischer Joghurt
- Gemischte Beeren (Erdbeeren, Blaubeeren)
- Granola
- Honig zum Beträufeln

Anweisungen:

- Griechischen Joghurt, Beeren und Müsli in ein Glas schichten.
- Mit Honig beträufeln. Gekühlt servieren.

Nährwert:

- Protein: 15g
- Kohlenhydrate: 30g
- Fette: 8g

Hummus- und Gemüseplatte

Vorbereitungszeit: 10 Minuten

Zutaten:
- Hummus
- Karottenstifte, Gurkenscheiben
- Kirschtomaten
- Vollkorn-Pita-Wedges

Anweisungen:
- Gemüse und Pita um eine Schüssel Hummus verteilen.
- Tauchen Sie ein und genießen Sie diesen gesunden und sättigenden Snack.

Nährwert:
- Protein: 8g
- Kohlenhydrate: 20g
- Fette: 10g

Tomate-Mozzarella-Spieße

Vorbereitungszeit: 15 Minuten

Zutaten:

- Kirschtomaten
- Frische Mozzarella-Kugeln
- Basilikumblätter
- Balsamico-Glasur zum Beträufeln

Anweisungen:

- Tomaten, Mozzarella und Basilikum auf Spieße stecken.
- Mit Balsamico-Glasur beträufeln. Als erfrischende Beilage servieren.

Nährwert:

- Protein: 10g
- Kohlenhydrate: 5g
- Fette: 8g

Süßkartoffelpommes

Vorbereitungszeit: 20 Minuten

Zutaten:

- Süßkartoffeln, in Pommes geschnitten
- Olivenöl
- Paprika, Knoblauchpulver
- Meersalz und schwarzer Pfeffer

Anweisungen:

- Süßkartoffel-Pommes in Olivenöl und Gewürzen wenden.
- Knusprig backen. Eine nahrhafte Alternative zu normalen Pommes.

Nährwert:

- Protein: 2g
- Kohlenhydrate: 30g
- Fette: 8g

Edamame und Meersalz

Vorbereitungszeit: 5 Minuten

Zutaten:

- Edamame (gedämpft und gekühlt)
- Grobes Meersalz

Anweisungen:

- Edamame mit Meersalz bestreuen. Ein einfacher und proteinreicher Snack.

Nährwert:

- Protein: 17g
- Kohlenhydrate: 15g
- Fette: 8g

Vollkorncracker mit Thunfischsalat

Vorbereitungszeit: 10 Minuten

Zutaten:

- Vollkorncracker
- Thunfisch aus der Dose, abgetropft
- griechischer Joghurt
- Gewürfelter Sellerie, rote Zwiebel

Anweisungen:

- Thunfisch mit griechischem Joghurt, Sellerie und Zwiebeln vermischen.
- Auf Cracker verteilen. Ein ausgewogener und sättigender Snack.

Nährwert:

- Protein: 15g
- Kohlenhydrate: 20g
- Fette: 8g

Geröstete Kichererbsen

Vorbereitungszeit: 15 Minuten

Zutaten:

- Kichererbsen aus der Dose, abgetropft
- Olivenöl
- Geräucherter Paprika, Kreuzkümmel
- Salz und Cayennepfeffer

Anweisungen:

- Kichererbsen in Olivenöl und Gewürzen schwenken.
- Knusprig rösten. Ein knuspriger und ballaststoffreicher Snack.

Nährwert:

- Protein: 15g
- Kohlenhydrate: 30g
- Fette: 8g

Gurken-Tzatziki-Dip

Vorbereitungszeit: 10 Minuten

Zutaten:

- Gurke, in Scheiben geschnitten
- griechischer Joghurt
- Knoblauch, Dill
- Zitronensaft

Anweisungen:

- Griechischen Joghurt mit geriebener Gurke, Knoblauch, Dill und Zitronensaft vermischen.
- Mit Gurkenscheiben servieren. Eine coole und erfrischende Seite.

Nährwert:

- Protein: 8g
- Kohlenhydrate: 10g
- Fette: 5g

Studentenfutter mit Nüssen und Trockenfrüchten

Vorbereitungszeit: 5 Minuten

Zutaten:

- Mandeln, Walnüsse, Cashewnüsse
- Getrocknete Preiselbeeren, Rosinen
- Dunkle Schokoladenstückchen

Anweisungen:

- Nüsse, Trockenfrüchte und Schokoladenstückchen mischen.
- Für einen schnellen Energieschub in Snackbeutel portionieren.

Nährwert:

- Protein: 10g
- Kohlenhydrate: 20g
- Fette: 15g

Avocado-Tomaten-Salsa

Vorbereitungszeit: 10 Minuten

Zutaten:

- Avocado, gewürfelt
- Tomaten, gewürfelt
- Rote Zwiebel, fein gehackt
- Koriander, Limettensaft

Anweisungen:

- Avocado, Tomaten, Zwiebeln, Koriander und Limettensaft mischen.
- Mit Vollkorn-Tortillachips servieren. Ein nährstoffreicher Dip.

Nährwert:

- Protein: 5g
- Kohlenhydrate: 15g
- Fette: 10g

Diese clevere Auswahl an Snacks und Beilagen stillt nicht nur Ihr Verlangen, sondern sorgt auch für einen Nährstoffschub, der Ihr tägliches Wohlbefinden steigert.

Kapitel 5: Süße Enden

Proteinreiche Schokoladen-Smoothie-Bowl

Vorbereitungszeit: 10 Minuten

Zutaten:

- 1 Messlöffel Schokoladenproteinpulver
- 1 gefrorene Banane
- 1 Tasse ungesüßte Mandelmilch
- Belag: geschnittene Erdbeeren, Chiasamen

Anweisungen:

- Proteinpulver, Banane und Mandelmilch glatt rühren.
- In eine Schüssel füllen, mit Erdbeeren und Chiasamen belegen.

Nährwert:

- Protein: 25g
- Kohlenhydrate: 30g
- Fette: 8g

Bratäpfel mit Zimt

Vorbereitungszeit: 20 Minuten

Zutaten:

- 2 Äpfel, entkernt und halbiert
- 1 Teelöffel Zimt
- 1 Esslöffel Honig
- Gehackte Nüsse zum Garnieren

Anweisungen:

- Ofen vorheizen. Äpfel mit Zimt bestreuen, mit Honig beträufeln.
- Backen, bis es weich ist. Vor dem Servieren mit gehackten Nüssen garnieren.

Nährwert:

- Protein: 2g
- Kohlenhydrate: 30g
- Fette: 5g

Chia-Samen-Pudding mit Beeren

Vorbereitungszeit: 5 Minuten (+ Abkühlzeit)

Zutaten:

- 3 Esslöffel Chiasamen
- 1 Tasse Mandelmilch
- Gemischte Beeren
- 1 Esslöffel Ahornsirup

Anweisungen:

- Chiasamen und Mandelmilch vermischen. Bis zum Festwerden im Kühlschrank aufbewahren.
- Mit gemischten Beeren belegen und mit Ahornsirup beträufeln.

Nährwert:

- Protein: 10g
- Kohlenhydrate: 25g
- Fette: 8g

Gefrorene Bananenhäppchen

Zubereitungszeit: 15 Minuten (+ Gefrierzeit)

Zutaten:

- Bananen, in Scheiben geschnitten
- griechischer Joghurt
- Dunkle Schokolade, geschmolzen
- Zerkleinerte Nüsse zum Bestreichen

Anweisungen:

- Bananenscheiben in Joghurt tauchen, dann in Schokolade tauchen und mit Nüssen bestreichen.
- Einfrieren, bis es fest ist. Ein köstlicher und schuldfreier Tiefkühlgenuss.

Nährwert:

- Protein: 5g
- Kohlenhydrate: 20g
- Fette: 10g

Avocado-Schokoladenmousse

Vorbereitungszeit: 10 Minuten

Zutaten:

- 2 reife Avocados
- 1/4 Tasse Kakaopulver
- 1/4 Tasse Ahornsirup
- Vanilleextrakt

Anweisungen:

- Avocados, Kakaopulver, Ahornsirup und Vanille glatt rühren.
- Vor dem Servieren kalt stellen. Ein cremiges und köstliches Dessert.

Nährwert:

- Protein: 5g
- Kohlenhydrate: 25g
- Fette: 15g

Kokosnuss- und Mandel-Energiehäppchen

Vorbereitungszeit: 15 Minuten (+ Abkühlzeit)

Zutaten:

- 1 Tasse Haferflocken
- 1/2 Tasse Mandelbutter
- 1/4 Tasse Honig
- Kokosraspeln zum Rollen

Anweisungen:

- Haferflocken, Mandelbutter und Honig vermischen. Zu mundgerechten Kugeln formen.
- In Kokosraspeln wälzen. Im Kühlschrank aufbewahren, bis es fest ist.

Nährwert:

- Protein: 8g
- Kohlenhydrate: 20g
- Fette: 12g

Beeren-Joghurt-Parfait

Vorbereitungszeit: 10 Minuten

Zutaten:

- Gemischte Beeren
- griechischer Joghurt
- Granola
- Ein Spritzer Honig

Anweisungen:

- Beeren, Joghurt und Müsli in ein Glas schichten.
- Wiederholen Sie die Schichten. Mit Honig beträufeln. Ein köstliches und gesundes Dessert.

Nährwert:

- Protein: 10g
- Kohlenhydrate: 30g
- Fette: 8g

Erdnussbutter-Bananen-Haferkekse

Vorbereitungszeit: 20 Minuten

Zutaten:

- 2 reife Bananen, zerdrückt
- 1 Tasse Haferflocken
- 1/4 Tasse Erdnussbutter
- Dunkle Schokoladenstückchen (optional)

Anweisungen:

- Zerdrückte Bananen, Haferflocken und Erdnussbutter vermischen.
- Löffelweise auf ein Backblech geben. Goldbraun backen.

Nährwert:

- Protein: 6g
- Kohlenhydrate: 25g
- Fette: 10g

Zimt-Vanille-Reispudding

Vorbereitungszeit: 30 Minuten

Zutaten:

- 1 Tasse Arborio-Reis
- 4 Tassen Mandelmilch
- 1/4 Tasse Ahornsirup
- Zimt- und Vanilleextrakt

Anweisungen:

- Reis in Mandelmilch cremig kochen. Ahornsirup einrühren.
- Nach Geschmack Zimt und Vanille hinzufügen. Ein beruhigendes und süßes Ende.

Nährwert:

- Protein: 5g
- Kohlenhydrate: 30g
- Fette: 8g

Mango Sorbet

Zubereitungszeit: 5 Minuten (+ Gefrierzeit)

Zutaten:

- Gefrorene Mangostücke
- 1/4 Tasse Kokoswasser
- Frische Minzblätter zum Garnieren

Anweisungen:

- Gefrorene Mango mit Kokoswasser glatt rühren.
- Einfrieren, bis es fest ist. Vor dem Servieren mit frischer Minze garnieren.

Nährwert:

- Protein: 2g
- Kohlenhydrate: 25g
- Fette: 1g

Diese makrofreundlichen Desserts bieten einen süßen Abschluss, ohne Ihre Ernährungsziele zu gefährden, und sind ein Genuss ohne schlechtes Gewissen für Ihren Gaumen.

Kapitel 6: Huhn und Truthahn

Gegrillte Hähnchenbrust mit Zitronenkräutern

Vorbereitungszeit: 15 Minuten

Zutaten:

- 4 Hähnchenbrustfilets ohne Knochen und Haut
- Schale und Saft von 2 Zitronen
- Gemischte Kräuter (Rosmarin, Thymian)
- Salz und Pfeffer nach Geschmack

Anweisungen:

- Hähnchen in Zitronenschale, Saft, Kräutern, Salz und Pfeffer marinieren.
- Grillen, bis es vollständig gar ist. Mit gedünstetem Gemüse servieren.

Nährwert:

- Protein: 30g
- Kohlenhydrate: 1g
- Fette: 12g

Gefüllte Paprika mit Truthahn und Quinoa

Vorbereitungszeit: 30 Minuten

Zutaten:

- 1 Pfund gemahlener Truthahn
- 1 Tasse gekochte Quinoa
- Paprika (verschiedene Farben)
- Tomatensauce

Anweisungen:

- Brauner Truthahn, mit gekochtem Quinoa vermischen.
- Paprika füllen, mit Tomatensauce belegen. Backen, bis die Paprika weich sind.

Nährwert:

- Protein: 25g
- Kohlenhydrate: 30g
- Fette: 8g

Gebackene Pesto-Hähnchenschenkel

Vorbereitungszeit: 20 Minuten

Zutaten:

- 8 Hähnchenschenkel, mit Knochen, Haut
- 1/2 Tasse Basilikumpesto
- Knoblauchpulver, Salz und Pfeffer

Anweisungen:

- Ofen vorheizen. Hähnchen mit Pesto einreiben, mit Knoblauch, Salz und Pfeffer würzen.
- Backen, bis es goldbraun und durchgegart ist. Mit einem Beilagensalat servieren.

Nährwert:

- Protein: 30g
- Kohlenhydrate: 2g
- Fette: 20g

Truthahn-Gemüse-Pfanne

Vorbereitungszeit: 20 Minuten

Zutaten:

- 1 Pfund Putenbrust, in dünne Scheiben geschnitten
- Gemischtes Pfannengemüse (Brokkoli, Paprika, Erbsen)
- Sojasauce, Ingwer und Knoblauch

Anweisungen:

- Truthahn und Gemüse in einer Pfanne mit Sojasauce, Ingwer und Knoblauch anbraten.
- Kochen, bis der Truthahn fertig ist. Über braunem Reis oder Quinoa servieren.

Nährwert:

- Protein: 25g
- Kohlenhydrate: 15g
- Fette: 8g

Mit Hühnchen und Spinat gefüllte Portobello-Pilze

Vorbereitungszeit: 25 Minuten

Zutaten:

- 4 große Portobello-Pilze
- 1 Pfund gemahlenes Hühnchen
- Frischer Spinat, Knoblauch und Zwiebeln
- Feta-Käse (optional)

Anweisungen:

- Hähnchen mit Spinat, Knoblauch und Zwiebeln anbraten.
- Pilze füllen und backen, bis die Pilze weich sind. Nach Belieben mit Feta belegen.

Nährwert:

- Protein: 25g
- Kohlenhydrate: 5g
- Fette: 15g

Puten-Süßkartoffel-Pfanne

Vorbereitungszeit: 30 Minuten

Zutaten:

- 1 Pfund gemahlener Truthahn
- Süßkartoffeln, gewürfelt
- Zwiebeln, Paprika und Knoblauch
- Tacogewürz

Anweisungen:

- Den Truthahn anbraten, gewürfelte Süßkartoffeln, Gemüse und Taco-Gewürz hinzufügen.
- Kochen, bis die Süßkartoffeln weich sind. Mit einem Klecks griechischem Joghurt servieren.

Nährwert:

- Protein: 25g
- Kohlenhydrate: 30g
- Fette: 8g

Gegrillte Putenburger

Vorbereitungszeit: 20 Minuten

Zutaten:

- 1 Pfund gemahlener Truthahn
- Vollkorn-Burgerbrötchen
- Salat, Tomate und rote Zwiebel
- Ihre Lieblingsgewürze

Anweisungen:

- Den Truthahn zu Frikadellen formen und grillen, bis er vollständig gegart ist.
- Stellen Sie Burger mit Ihren bevorzugten Belägen zusammen. Mit einem Beilagensalat genießen.

Nährwert:

- Protein: 25g
- Kohlenhydrate: 30g
- Fette: 10g

Gebratenes Hähnchen mit Zitronen-Knoblauch

Vorbereitungszeit: 15 Minuten

Zutaten:

- Ganzes Brathähnchen
- Schale und Saft von 2 Zitronen
- Knoblauchzehen, gehackt
- Frischer Rosmarin und Thymian

Anweisungen:

- Ofen vorheizen. Hähnchen mit Zitronenschale, Saft, Knoblauch und Kräutern einreiben.
- Rösten, bis es goldbraun und vollständig gegart ist. Mit geröstetem Gemüse servieren.

Nährwert:

- Protein: 30g
- Kohlenhydrate: 1g
- Fette: 15g

Truthahn und schwarze Bohnen-Chili

Vorbereitungszeit: 30 Minuten

Zutaten:

- 1 Pfund gemahlener Truthahn
- 1 Dose schwarze Bohnen, abgetropft
- Gewürfelte Tomaten, Zwiebeln und Paprika
- Chilipulver, Kreuzkümmel und Paprika

Anweisungen:

- Truthahn anbraten, Bohnen, Tomaten, Gemüse und Gewürze hinzufügen.
- Köcheln lassen, bis sich die Aromen vermischen. Mit einem Klecks griechischem Joghurt servieren.

Nährwert:

- Protein: 25g
- Kohlenhydrate: 30g
- Fette: 8g

Hähnchen-Brokkoli-Quinoa-Bowl

Vorbereitungszeit: 25 Minuten

Zutaten:

- 1 Pfund Hähnchenbrust, gewürfelt
- Brokkoliröschen
- Gekochte Quinoa
- Sojasauce, Ingwer und Knoblauch

Anweisungen:

- Hähnchen und Brokkoli in einer Pfanne mit Sojasauce, Ingwer und Knoblauch anbraten.
- Auf einem Bett Quinoa servieren. Eine ausgewogene und sättigende Mahlzeit.

Nährwert:

- Protein: 30g
- Kohlenhydrate: 30g
- Fette: 8g

Diese Hühnchen- und Putenrezepte sind auf eine Makrodiät zugeschnitten und bieten eine köstliche und proteinreiche Grundlage für Ihre ausgewogene Ernährung.

31-tägiger Makro-Diät-Speiseplan

Tag 1

Frühstück: Griechischer Joghurt und Beerenparfait

Mittagessen: Gegrillte Zitronen-Kräuter-Hähnchenbrust mit Quinoa

Abendessen: Gebackener Pesto-Lachs mit geröstetem Gemüse

Tag 2

Frühstück: Proteinreiche Schokoladen-Smoothie-Bowl

Mittagessen: Gefüllte Paprika mit Truthahn und Quinoa

Abendessen: Hähnchen-Brokkoli-Quinoa-Bowl

Tag 3

Frühstück: Avocado-Toast mit pochierten Eiern

Mittagessen: Kichererbsen-Gemüse-Pfanne

Abendessen: Zitronen-Knoblauch-Brathähnchen mit Süßkartoffelbrei

Tag 4

Frühstück: Vollkorn-Haferflocken mit Beeren und Mandelbutter

Mittagessen: Caprese-Salat mit gegrilltem Hähnchen

Abendessen: Puten-Süßkartoffel-Pfanne

Tag 5

Frühstück: Rührei mit Spinat und Feta

Mittagessen: Gebackene Pesto-Hähnchenschenkel mit Quinoa

Abendessen: Gegrillte Putenburger mit gemischtem Blattsalat

Tag 6

Frühstück: Chia-Samen-Pudding mit gemischten Beeren

Mittagessen: Mit Hühnchen und Spinat gefüllte Portobello-Pilze

Abendessen: Gegrillte Zitronen-Kräuter-Garnelenspieße mit braunem Reis

Tag 7

Frühstück: Bananen-Mandelbutter-Smoothie

Mittagessen: Truthahn und schwarze Bohnen-Chili

Abendessen: Gebackener Kabeljau mit Spargel und Quinoa

Tag 8

Frühstück: Mango-Kokos-Joghurt perfekt

Mittagessen: Gegrillter Hähnchen-Caesar-Salat mit Vollkorn-Croutons

Abendessen: Puten- und Gemüsespieße mit Quinoa

Tag 9

Frühstück: Overnight Oats mit geschnittenen Pfirsichen und Mandeln

Mittagessen: Mediterraner Kichererbsensalat mit Feta

Abendessen: Gebackener Zitronen-Kräuter-Tilapia mit Brokkoli und braunem Reis

Tag 10

Frühstück: Proteinpfannkuchen mit frischen Beeren

Mittagessen: Truthahn-Avocado-Wrap mit Vollkorn-Tortilla

Abendessen: Hähnchen-Gemüse-Curry mit Blumenkohlreis

Tag 11

Frühstück: Eiweißomelett mit Spinat und Tomaten

Mittagessen: Schüssel mit Quinoa und schwarzen Bohnen mit gegrilltem Hähnchen

Abendessen: Lachs- und Spargelfolienpakete mit Zitronen-Dill-Sauce

Tag 12

Frühstück: Blaubeer- und Mandelbutter-Smoothie-Bowl

Mittagessen: Griechischer Hühnchen-Souvlaki-Salat

Abendessen: Putenfleischbällchen mit Zucchininudeln und Marinara-Sauce

Tag 13

Frühstück: Hüttenkäse mit Ananas und Walnüssen

Mittagessen: Kichererbsen-Avocado-Salat

Abendessen: Gegrillte Garnelen und Gemüse unter Rühren mit braunem Reis anbraten

Tag 14

Frühstück: Bananen-Nuss-Protein-Muffins

Mittagessen: Truthahn-Hummus-Wrap mit Vollkorn-Pita

Abendessen: Gebackene Hähnchenschenkel mit Rosenkohl und Quinoa

Tag 15

Frühstück: Proteinwaffeln mit gemischtem Beerenkompott

Mittagessen: Linsen-Gemüse-Suppe mit gegrilltem Hühnersalat

Abendessen: Gebackener Kabeljau mit Mangosalsa und Quinoa

Tag 16

Frühstück: Frühstücks-Burrito mit Avocado und Speck

Mittagessen: Puten- und Gemüsespieße mit Tzatziki-Sauce

Abendessen: Gegrillter Zitronen-Kräuter-Tofu mit geröstetem Gemüse

Tag 17

Frühstück: Schokoladen-Bananen-Protein-Smoothie

Mittagessen: Quinoa-Salat mit geröstetem Gemüse und Feta

Abendessen: Hühnchen-Fajita-Schüssel mit braunem Reis

Tag 18

Frühstück: Chia-Samen-Pudding mit Kiwi und Kokosnuss über Nacht

Mittagessen: Griechischer Putenburger mit griechischem Salat

Abendessen: Gebackener Lachs mit Kräuter-Quinoa

Tag 19

Frühstück: Spinat-Pilz-Eiweiß-Rührei

Mittagessen: Kichererbsen-Spinat-Curry mit Blumenkohlreis

Abendessen: Truthahn-Taco-Bowl mit schwarzen Bohnen und Salsa

Tag 20

Frühstück: Erdnussbutter-Bananen-Protein-Muffins

Mittagessen: Gegrilltes Hähnchen-Gemüse-Wrap mit Hummus

Abendessen: Garnelen-Avocado-Salat mit Limettenvinaigrette

Tag 21

Frühstück: Mango-Kokos-Chia-Pudding

Mittagessen: Mit Truthahn und Quinoa gefüllter Eichelkürbis

Abendessen: Gebackener Zitronen-Kräuter-Heilbutt mit Spargel

Tag 22

Frühstück: Blaubeer-Mandel-Protein-Smoothie-Bowl

Mittagessen: Mit Quinoa und schwarzen Bohnen gefüllte Paprika

Abendessen: Gegrillte Tofu-Spieße mit Erdnusssauce und braunem Reis

Tag 23

Frühstück: Hüttenkäsepfannkuchen mit Erdbeerkompott

Mittagessen: Truthahn-Hummus-Gemüse-Wrap

Abendessen: Gebackene Hähnchenbrust mit Zitronen-Dill-Sauce und gedünstetem Brokkoli

Tag 24

Frühstück: Proteinreicher Frühstücks-Burrito mit Salsa

Mittagessen: Linsen-Kichererbsen-Salat mit gegrilltem Hähnchen

Abendessen: Gebackener Kabeljau mit Tomaten-Oliven-Relish und Quinoa

Tag 25

Frühstück: Bananen-Walnuss-Overnight-Oats

Mittagessen: Truthahn-Gemüse-Pfanne mit braunem Reis

Abendessen: Gegrillte Garnelen-Tacos mit Krautsalat

Tag 26

Frühstück: Rührei mit Spinat und Feta

Mittagessen: Griechische Hähnchen-Souvlaki-Bowl mit Tzatziki

Abendessen: Gebackener Lachs mit Mango-Avocado-Salsa und Süßkartoffel

Tag 27

Frühstück: Proteinreiche Blaubeermuffins

Mittagessen: Quinoa-Salat mit geröstetem Gemüse und gegrilltem Hähnchen

Abendessen: Hähnchen-Gemüse-Curry mit Blumenkohlreis

Tag 28

Frühstück: Erdnussbutter-Bananen-Protein-Smoothie

Mittagessen: Mit Truthahn und Quinoa gefüllte Zucchinischiffchen

Abendessen: Gegrillter Zitronen-Kräuter-Tofu mit Spargel und Quinoa

Tag 29

Frühstück: Mandelbutter- und Bananen-Protein-Pfannkuchen

Mittagessen: Kichererbsen-Avocado-Salat mit gegrilltem Hähnchen

Abendessen: Gebackener Zitronen-Kräuter-Heilbutt mit gerösteten Rosenkohl

Tag 30

Frühstück: Schokoladen-Protein-Chia-Samen-Pudding

Mittagessen: Puten-Süßkartoffel-Pfanne

Abendessen: Gegrillte Garnelen- und Gemüsespiesse mit Quinoa

Tag 31

Frühstück: Smoothie-Bowl mit gemischter Beeren- und Mandelbutter

Mittagessen: Hühnchen-Caesar-Salat mit Vollkorn-Croutons

Abendessen: Gebackener Kabeljau mit mediterranem Quinoa

Damit ist Ihr 31-tägiger Makro-Diät-Speiseplan abgeschlossen. Denken Sie daran, ausreichend Wasser zu sich zu nehmen, bei Bedarf Snacks wie Nüsse oder griechischen Joghurt zu sich zu nehmen und auf die Hunger- und Sättigungssignale Ihres Körpers zu achten. Wiederholen Sie gerne Ihre Lieblingsgerichte oder führen Sie neue Rezepte ein, um Ihre Ernährung abwechslungsreich und genussvoll zu gestalten. Bei der

Makrodiät dreht sich alles um Flexibilität und Nachhaltigkeit. Passen Sie diesen Plan also an Ihre individuellen Vorlieben und Ernährungsbedürfnisse an. Genießen Sie Ihren Weg zu einem gesünderen und ausgewogeneren Lebensstil!

Intermittierendes Fasten (IF)

Das Ziel des als Intermittierendes Fasten (IF) bekannten Ernährungsmusters besteht darin, die Gesundheit zu optimieren und das Gewichtsmanagement durch den Wechsel zwischen Essens- und Fastenperioden zu fördern. Bei dieser Methode ist der Zeitpunkt der Mahlzeiten wichtiger als die Art der verzehrten Lebensmittel. Verschiedene Formen des intermittierenden Fastens geben den Menschen mehr Spielraum, den Plan an ihre eigenen Vorlieben und Routinen anzupassen, indem sie unterschiedliche Zeiten für Fasten und Essen festlegen.

Wann man fasten sollte:

Bei der 16/8-Methode fasten Sie jeden Tag 16 Stunden lang und essen dann innerhalb eines 8-Stunden-Fensters.

Bei der 18/6-Methode, die mit der 16/8-Methode vergleichbar ist, beträgt die Fastenzeit 18 statt 8 Stunden und das Essfenster 6 statt 8 Stunden.

Bei der 5:2-Diät essen Sie an fünf Tagen in der Woche normal und reduzieren die Kalorienmenge an zwei nicht aufeinanderfolgenden Tagen drastisch (um 500 bis 600 Kalorien).

Vorteile

Gewichtsmanagement: Da IF das Essfenster begrenzt, wird die Kalorienaufnahme verringert, was bei der Gewichtsabnahme hilfreich sein kann.

Verbesserter Stoffwechsel: Durch die Erhöhung der Fettoxidation und die Verbesserung der Insulinsensitivität kann IF einigen Untersuchungen zufolge die Stoffwechselgesundheit verbessern.

Fasten löst Autophagie aus, einen zellulären Reparaturmechanismus, bei dem beschädigte Zellen entfernt und durch neue, gesunde ersetzt werden.

Gehirngesundheit: IF kann die kognitive Funktion fördern und vor neurodegenerativen Störungen schützen, indem es die Produktion des aus dem Gehirn stammenden neurotrophen Faktors (BDNF) steigert.

Erste Schritte

Wählen Sie einen Ansatz: Wählen Sie einen IF-Ansatz, der Ihrem Lebensstil und Geschmack entspricht.

Trinke genug: Trinken Sie während der Fastenzeit viel Wasser, Kräutertees und schwarzen Kaffee.

Ausgewogene Ernährung: Konzentrieren Sie sich beim Essen auf nährstoffreiche Mahlzeiten und stellen Sie sicher, dass Sie Ihren Nährstoffbedarf decken.

Hören Sie auf Ihren Körper: Achten Sie auf Hungersignale und passen Sie die Fastenfenster entsprechend an.

Überlegungen

Individuelle Variabilität: Die Wirksamkeit von IF kann von Person zu Person unterschiedlich sein. Manchen Menschen fällt es möglicherweise leichter, sich daran zu halten, während andere möglicherweise Schwierigkeiten haben.

Gesundheitsprobleme: Personen mit spezifischen Gesundheitsproblemen wie Diabetes oder Essstörungen sollten vor Beginn der IF einen Gesundheitsexperten konsultieren.

Konsistenz: Konsistenz ist entscheidend für den langfristigen Erfolg mit IF. Erstellen Sie einen Zeitplan, der zu Ihrem Lebensstil passt.

Vorsicht

Nicht für jeden geeignet: Schwangere oder stillende Frauen, Personen mit Essproblemen in der Vorgeschichte und Personen mit besonderen Erkrankungen sollten eine IF vermeiden oder sie unter strenger ärztlicher Aufsicht durchführen.

Mögliche Nebenwirkungen: Manche Menschen verspüren möglicherweise Reizungen, Müdigkeit oder Konzentrationsschwierigkeiten, insbesondere in der frühen Übergangsphase.

Intermittierendes Fasten kann eine wirksame und anpassungsfähige Technik zur Gewichtskontrolle und zur Verbesserung der allgemeinen Gesundheit sein. Es ist jedoch wichtig, mit Bedacht vorzugehen und dabei die individuellen Bedürfnisse und möglichen gesundheitlichen Auswirkungen zu berücksichtigen. Es ist ratsam, vor Beginn einer intermittierenden Fastenkur einen Arzt oder Ernährungsberater zu konsultieren, um sicherzustellen, dass sie Ihrem individuellen Gesundheitsprofil entspricht.

Ketogene Diät

Die ketogene Diät, allgemein bekannt als Keto-Diät, ist eine kohlenhydratarme, fettreiche Ernährung, die darauf abzielt, im Körper einen Zustand der Ketose herbeizuführen. Bei der Ketose nutzt der Körper nicht mehr Glukose als primäre Energiequelle, sondern verbrennt Fette als Brennstoff. Dieser Stoffwechselzustand hat aufgrund seiner potenziellen Vorteile bei der Gewichtsabnahme, der Verbesserung der geistigen Klarheit und der Steigerung des Energieniveaus Aufmerksamkeit erregt.

Zusammensetzung der Makronährstoffe

- **Hoher Fettgehalt:** Ungefähr 70–75 % der täglichen Kalorienaufnahme stammen aus gesunden Fetten wie Avocados, Nüssen, Samen und Ölen.

- **Moderates Protein:** Die Proteinaufnahme ist moderat und macht etwa 20–25 % der täglichen Kalorien aus.

- **Kohlenhydratarm:** Kohlenhydrate sind stark eingeschränkt und machen typischerweise nur 5–10 % der täglichen Kalorienaufnahme aus.

Ketose

Durch die Minimierung der Kohlenhydrataufnahme entleert der Körper seine Glykogenspeicher und gelangt in den Zustand der Ketose.

- Bei der Ketose produziert die Leber Ketone aus Fetten,

die zur primären Energiequelle für Körper und Gehirn werden.

Essensauswahl

- **Gesunde Fette:** Avocados, Olivenöl, Kokosöl, Nüsse, Samen und fetter Fisch.

- **Moderate Proteine:** Geflügel, Fisch, Fleisch, Eier und Milchprodukte.

Niedrige Kohlenhydrate: Grünes Blattgemüse, nicht stärkehaltiges Gemüse und wenig Vollkorn.

Vorteile

- **Gewichtsverlust:** Die Keto-Diät ist wirksam zur Gewichtsabnahme, vor allem aufgrund der reduzierten

Kohlenhydrataufnahme, die zu einem niedrigeren Insulinspiegel und einer erhöhten Fettverbrennung führt.

- **Verbesserte geistige Klarheit:** Einige Personen berichten von einer verbesserten kognitiven Funktion und geistiger Klarheit in der Ketose.

- **Stabilisierter Blutzucker:** Die Diät kann zur Stabilisierung des Blutzuckerspiegels beitragen, was für Personen mit Insulinresistenz von Vorteil ist.

Mögliche Herausforderungen

- **Keto-Grippe:** Während der anfänglichen Anpassungsphase können Symptome wie Müdigkeit, Kopfschmerzen und Reizbarkeit auftreten, die zusammen als „Keto-Grippe" bezeichnet werden.

- **Nährstoffmangel:** Eine starke Reduzierung einiger Lebensmittelgruppen kann zu Nährstoffmangel führen, daher ist eine sorgfältige Planung wichtig.

Gesundheitsaspekte

- **Beratung mit Gesundheitsspezialisten:** Personen mit bereits bestehenden gesundheitlichen Problemen, insbesondere solchen im Zusammenhang mit Herz, Leber oder Nieren, sollten vor Beginn der Keto-Diät mit medizinischen Fachkräften sprechen.

- **Individuelle Variabilität:** Die Wirksamkeit der Keto-Diät kann von Person zu Person unterschiedlich sein. Einige mögen damit Erfolg haben, während es für andere vielleicht schwierig ist, es aufrechtzuerhalten.

Nachhaltigkeit

Lifestyle-Engagement: Die Keto-Diät erfordert ein großes Engagement bei der Reduzierung von Kohlenhydraten, weshalb es wichtig ist, ihre Nachhaltigkeit für den individuellen Lebensstil zu analysieren.

Zyklische ketogene Diät (CKD)

Manche Menschen leiden an einer chronischen Nierenerkrankung, bei der es zu einem Wechsel zwischen Phasen strenger Ketose und erhöhter Kohlenhydrataufnahme kommt.

Die Keto-Diät kann ein wirksames Mittel zur Gewichtsreduktion und zu bestimmten gesundheitlichen Vorteilen sein, es ist jedoch wichtig, sie mit Bedacht anzugehen. Es wird empfohlen, vor Beginn der Keto-Diät einen Arzt oder Ernährungsberater zu konsultieren, insbesondere für Menschen mit zugrunde liegenden gesundheitlichen Problemen. Darüber hinaus sorgt die Einhaltung einer Diät mit Schwerpunkt auf nährstoffreichen Vollwertkost für einen ausgewogeneren Ansatz für langfristige Gesundheit und Wohlbefinden.

Abschluss

Zum Abschluss dieses detaillierten Leitfadens zum Makro-Diät-Kochbuch für Anfänger wird deutlich, dass ein ausgewogener und flexibler Ernährungsansatz ein transformativer Weg zu mehr Gesundheit und Wohlbefinden sein kann. Im gesamten Buch haben wir die grundlegenden Konzepte der Makrodiät erkundet, sind auf die Nuancen der Makronährstoffe – Proteine, Kohlenhydrate und Fette – eingegangen und haben eine große Auswahl an Gerichten vorgestellt, die sich an Neulinge auf dieser kulinarischen Reise richten.

Die Makrodiät geht mit ihrem Schwerpunkt auf Anpassung und Individualisierung über traditionelle Diätkonzepte hinaus. Es geht nicht nur darum, Kalorien zu zählen; Es geht darum, die Nährstoffzusammensetzung dessen, was wir konsumieren, zu verstehen und zu maximieren. Die Vielseitigkeit dieser Methode ermöglicht es Einzelpersonen, vielfältige Gesundheits- und Fitnessziele zu erreichen, von der Gewichtskontrolle bis zum Muskelaufbau, und dabei gleichzeitig eine positive Verbindung zur Ernährung zu pflegen.

Unsere Untersuchung der Makro-Diät-Reise deckt nicht nur die Grundlagen der Makro-Verfolgung ab, sondern befasst sich auch mit der Kunst, personalisierte Makro-Ziele zu definieren. Wenn wir den Wert von Proteinen, Kohlenhydraten und Fetten verstehen, können wir die Ernährung an die individuellen Bedürfnisse anpassen und so einen Plan für anhaltende Energie, gesteigerte Leistung und allgemeine Vitalität erstellen.

Die Vorteile einer Makrodiät gehen weit über den Bereich der körperlichen Gesundheit hinaus. Durch die erhöhte Aufmerksamkeit hinsichtlich Lebensmittelauswahl und Portionsgrößen bietet die Makrodiät einen ganzheitlichen Ernährungsansatz. Die in diesem Kochbuch vorgestellten Rezepte heben die erstaunlichen Möglichkeiten makrofreundlicher Mahlzeiten hervor und betonen, dass eine ausgewogene Ernährung weder auf Geschmack noch auf Vielfalt verzichten sollte.

Darüber hinaus haben wir die Flexibilität der Makrodiät bei unterschiedlichen

Ernährungsgewohnheiten gezeigt. Ganz gleich, ob Sie Fleischliebhaber oder Vegetarier sind oder sich an spezielle Ernährungsvorschriften halten, die Makrodiät unterstützt ein breites Spektrum an Essgewohnheiten und gewährleistet so Inklusion und Zugänglichkeit.

Während wir die Kapitel dieses Makro-Diät-Kochbuchs für Anfänger abschließen, heißen wir Sie herzlich willkommen, sich auf eine kulinarische Reise zu begeben, die über die typischen Grenzen einer Diät hinausgeht. Nutzen Sie die Freiheit, Lebensmittel auszuwählen, die Ihren Gaumen ansprechen und gleichzeitig Ihren Gesundheits- und Fitnesszielen entsprechen. Möge dieses Kochbuch Ihnen als nützliche Ressource dienen und Ihnen dabei helfen, die Welt der Makronährstoffe zu erkunden und leckere, makrofreundliche Mahlzeiten zuzubereiten, die Körper und Seele nähren. Auf Ihre Gesundheit, Ihr Wohlbefinden und die unbegrenzten Möglichkeiten, die Ihnen die Makrodiät bieten kann. Viel Spaß beim Kochen!

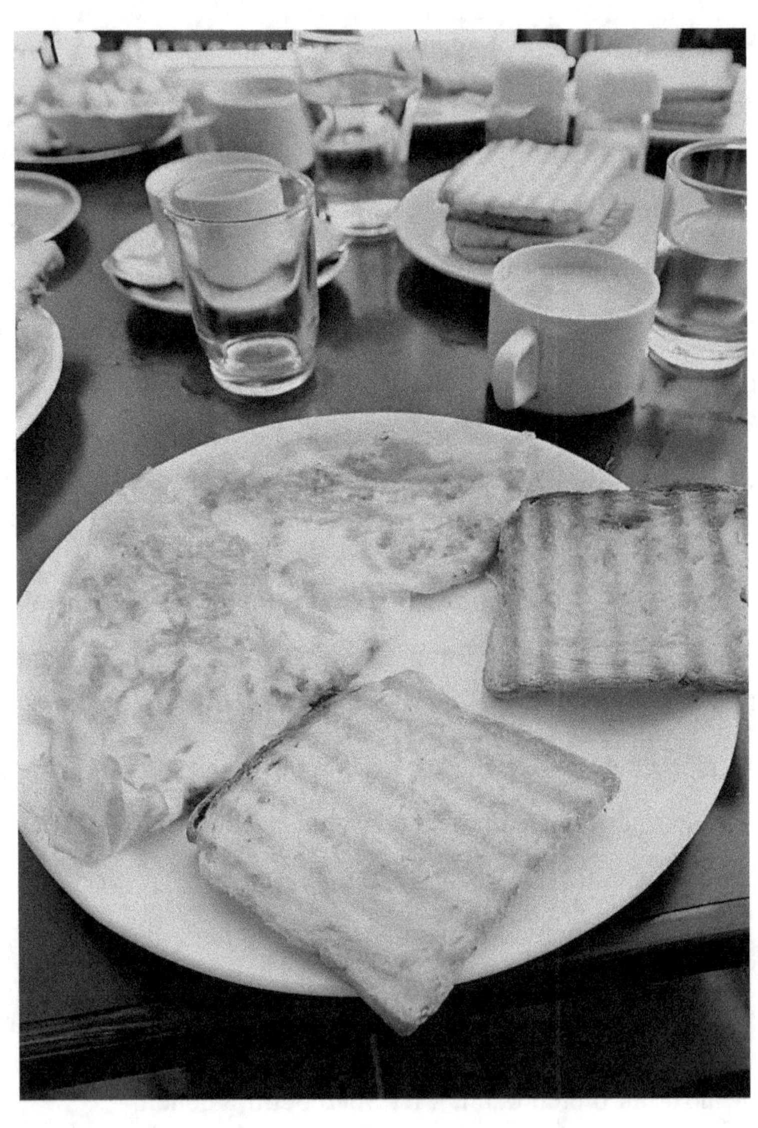